AF306254

Td 43 189

RECHERCHES

SUR

L'INOCULATION

APPLIQUÉE

A L'ÉTUDE DE LA SYPHILIS;

PAR H. DE CASTELNAU,

Interne des hôpitaux, élève de l'École pratique, membre de la Société médicale
d'observation.

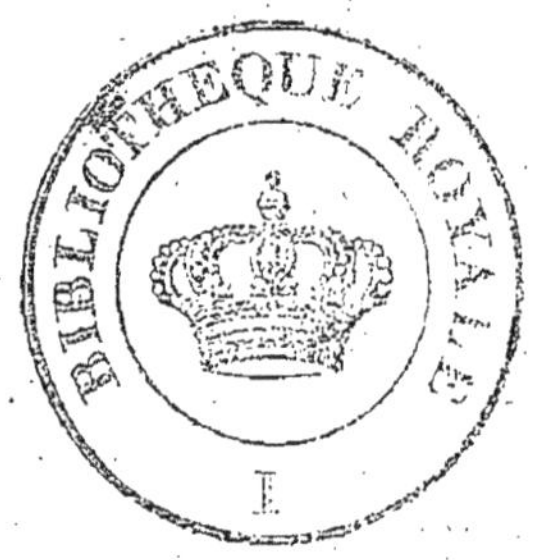

PARIS.

LIBRAIRIE DE MÉQUIGNON-MARVIS FILS,

3, RUE DE L'ÉCOLE-DE-MÉDECINE.

1841

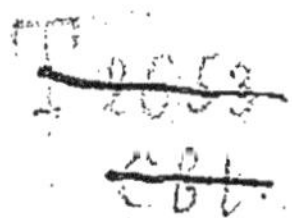

PARIS. — Imprimerie de Vᵉ DONDEY-DUPRÉ, rue Saint-Louis, 46, au Marais.

AU PROFESSEUR DISTINGUÉ

DONT LE BRILLANT ENSEIGNEMENT ET LES IMPORTANTS TRAVAUX

SONT

UNE GARANTIE ASSURÉE

CONTRE LES ATTAQUES DE SES ENVIEUX DÉTRACTEURS ;

A M. ORFILA,

MES PREMIERS TRAVAUX,

EN TÉMOIGNAGE

DE MA RECONNAISSANCE ET DE MON ENTIER DÉVOUEMENT.

H. DE CASTELNAU.

RECHERCHES
SUR L'INOCULATION

APPLIQUÉE

A L'ÉTUDE DE LA SYPHILIS.

L'inoculation a été pratiquée par divers auteurs, pour éclairer, dans l'histoire de la syphilis, plusieurs points dont la plupart, malgré leurs expériences, sont demeurés dans une grande obscurité; car, comme l'on peut s'y attendre, tous les expérimentateurs sont bien loin d'être arrivés aux mêmes résultats.

J'essaierai, dans ce travail, d'apprécier ce qu'il y a de vrai ou de faux dans leurs opinions, et d'établir définitivement la valeur de l'inoculation, son utilité et ses inconvénients, soit en apportant le peu de faits nouveaux qu'il m'a été permis d'observer, soit en m'efforçant de soumettre à une logique plus sévère, à une interprétation plus vraie, les faits que déjà possédait la science.

Avant d'entrer en matière, je sens le besoin de

rendre justice à un auteur que je serai souvent obligé de citer et de combattre. Si les recherches de M. Ricord n'offrent pas toute la sévérité désirable, ses observations ont du moins le mérite d'être beaucoup plus exactes, beaucoup plus complètes que toutes celles qu'on avait faites jusqu'à lui, de pouvoir enfin servir de matériaux à l'histoire de la science.

Parmi les questions que l'on a voulu résoudre à l'aide de l'inoculation, une des plus importantes est celle de l'existence du virus vénérien; mais la solution de cette question, avec comme sans l'aide de l'inoculation, est si facile, si évidente, qu'elle est et demeurera irrévocablement fixée pour tous les hommes dégagés de préventions, et qu'il serait inutile, je crois, de prouver ici que l'inoculation s'est nettement prononcée pour l'affirmative. Lorsqu'on voit, en effet, l'uniformité et les caractères propres des symptômes, et surtout des symptômes primitifs de ce virus, la régularité de sa transmission par la contagion, cette contagion elle-même susceptible de s'exercer sur l'homme seulement (1),

(1) MM. Cullerier et Ratier ont avancé, contrairement aux expériences de Hunter et de M. Ricord (article *Inoculation* du Dictionnaire en 15 vol.), que l'inoculation réussissait également bien, que le sujet fût un homme ou un *animal*. Un résultat aussi important aurait exigé des développements circonstanciés, et je n'ai point trouvé à

on a peine à concevoir que des spéculations systématiques aient pu aveugler les esprits à ce point
de leur faire méconnaître et nier son existence.

Des auteurs, il est vrai, affirment qu'ils n'ont
pu parvenir à inoculer le virus vénérien; mais,
outre que cette inoculation n'est pas indispensable,
quelle confiance accorder à Bru, par exemple,
lorsque, dans un sujet aussi grave, il se contente
presque de dire qu'il a en vain essayé d'inoculer la
matière des chancres, des bubons, des gonorrhées
à toutes les époques de leur durée? Il est évident
que de semblables assertions, lancées ainsi sans le
moindre détail, ne peuvent être soumises à aucune
critique et ne méritent, par cela même, aucune
considération.

Si la question du virus est facile, il n'en est pas
de même de la suivante : Quelles sont, parmi les
affections réputées syphilitiques, celles qui sont
réellement dues à l'action du virus vénérien? Ceux
qui se sont imaginé que l'inoculation suffisait pour
résoudre cette question sont tombés dans une grave

l'article *Syphilis* les détails que ces auteurs avaient promis à l'article
Inoculation. Je crois donc que leur assertion mérite peu de créance
et ne peut, quant à présent, mettre en doute la vérité mise au jour
par les recherches de Hunter. J'ai moi-même essayé six fois, et par
plusieurs piqûres chaque fois, d'inoculer le pus de chancres récents
sur des chiens ; je n'ai obtenu aucun résultat.

erreur. Avant de discuter la valeur des données que l'inoculation peut fournir pour la solution de ce problème, déterminons ces données elles-mêmes, c'est-à-dire constatons les résultats que l'inoculation a fournis dans les diverses formes de syphilis admises par les auteurs.

CHAPITRE PREMIER.

—

RÉSULTATS FOURNIS PAR L'INOCULATION.

Débarrassons-nous d'abord des symptômes secondaires que tous les auteurs ont reconnu n'être pas susceptibles de s'inoculer. Mes expériences étant, sur ce point, d'accord avec celles des auteurs, je me contenterai de les indiquer sans aucun détail.

Les inoculations, au nombre de huit, ont été faites trois fois, sur trois sujets différents, avec le liquide fourni par de nombreuses végétations siégeant à la vulve et autour de l'anus; deux fois avec le pus de syphilides pustuleuses ulcérées, une fois avec le pus d'une périostose suppurée, une fois avec le pus d'une tumeur gommeuse suppurée, enfin une fois avec le liquide fourni par des tubercules plats ulcérés, dans un cas de syphilis héréditaire chez un enfant.

Ainsi l'inoculation des divers liquides fournis par les affections syphilitiques secondaires donne un résultat négatif.

Abordons la question beaucoup plus épineuse des symptômes primitifs.

Tous les médecins de bonne foi qui ont essayé d'inoculer le chancre y sont parvenus avec tant de facilité, que l'on ne doit tenir aucun compte de l'opinion de ceux qui disent l'avoir toujours tenté en vain. Mais s'inocule-t-il toujours ou seulement dans certaines circonstances, et alors quelles sont ces circonstances? voilà ce qu'il était plus important et surtout plus difficile de déterminer. La plupart des auteurs n'ont point essayé de le faire; d'autres n'ont pas cru la chose possible : ainsi MM. Cullerier et Ratier disent-ils (art. *Syphilis* et *Inoculation* du Dict. en 15 vol.) que les chancres s'inoculent d'autant plus facilement qu'ils sont plus récents. C'est, à mon avis, ce que l'on peut dire de plus raisonnable. M. Ricord professe une tout autre opinion; il a cru pouvoir soumettre à des règles rigoureuses les cas dans lesquels les chancres devaient fournir un pus inoculable ou non inoculable. Selon lui, le chancre s'inocule *toujours* dans la période de *progrès* ou de *statu quo*, et il ne s'inocule *jamais* dans la période de *réparation* ou de *transformation sur place*. La difficulté n'est plus alors que de s'entendre sur ces périodes de progrès et de réparation, et M. Ricord n'a point résolu cette difficulté avec toute la lucidité, toute la précision

désirables. En effet, ou bien il entend par période
de progrès l'état dans lequel *il n'y a pas de travail
de cicatrice* (*Traité pratiq. des mal. vén.*, pag. 86),
et par conséquent, d'une manière implicite, par
période de réparation, l'état dans lequel le travail
de cicatrisation est commencé. C'est aussi le sens
le plus naturel que ces dénominations comportent.
Mais, comprise de la sorte, l'opinion de M. Ricord
est doublement erronée : 1° parce qu'un chancre,
même récent, offrant tous les caractères de la période de progrès, peut n'être pas susceptible de
s'inoculer ; 2° parce que, le travail de cicatrisation
étant commencé, le chancre peut encore, dans certains points, fournir un pus inoculable. Ou bien il
entend par période de réparation (page 88) la transformation d'un chancre en plaie simple, et alors
on pourrait presque dire que la seconde erreur est
remplacée par une naïveté, car personne a-t-il
jamais pu penser qu'une plaie simple fût susceptible de sécréter un virus quelconque ?

J'ai dit que le chancre pouvait présenter tous
les caractères de la période de progrès, sans pour
cela sécréter un pus inoculable. Voici une observation qui prouvera cette vérité.

PREMIÈRE OBSERVATION.

W..... (L.....), dix-huit ans, modiste, d'une bonne constitution, tempérament un peu sanguin, embonpoint marqué, n'ayant jamais été malade, soit de la syphilis, soit d'une autre maladie ; entrée le 4 février 1840, salle Saint-Alexis, n° 18.

Depuis son arrivée à Paris, datant de plus de cinq mois, cette malade vivait avec un amant, lorsqu'il y a six semaines, à la suite d'une nuit d'excès vénériens, il lui survint à la fourchette une petite déchirure qui était très-douloureuse pendant le coït, et qui la força à se refuser complètement à cet acte. Un médecin, que la malade consulta à cette époque, lui assura qu'elle n'avait qu'une petite plaie très-simple. L'impossibilité de se livrer au coït fut cause d'une rupture avec son amant. Il y trois semaines, sa première plaie n'étant pas complètement cicatrisée, elle fit un nouvel amant. Elle ne s'était livrée que trois fois au coït, quand sa plaie, qu'elle avait soin de visiter et de lotionner souvent, devint tout-à-coup plus large et plus profonde, et présenta un aspect gris. Le même médecin, consulté de nouveau, dit à la malade qu'elle avait la maladie vénérienne, et lui conseilla d'entrer à Lourcine. Elle apprit en même temps que son nouvel amant était affecté de chancres. Pendant quelques jours elle continua les moyens simples dont elle avait jusque alors fait usage ; mais la maladie s'étendant de jour en jour, elle se décida à entrer à l'hôpital.

5 février. A la fourchette, chancre de 6 à 7 lig. de diamètre, à surface grise, à bords découpés, rouges, indurés, ainsi que la base. Rougeur médiocre du vagin, écoulement vaginal jaune blanchâtre ; rien par l'urètre. Inoculation à droite avec le pus du chancre, à gauche avec la matière de l'écoulement. Injections vaginales astringentes deux fois par jour, cautérisation du chancre avec le nitrate d'argent, pansement au vin aromatique.

7. Le chancre offre le même aspect. Même traitement.

11. Le chancre s'étend ; les inoculations n'ont rien produit. Même traitement, et de plus deux pilules de proto-iodure de mercure.

14. Nouvelle inoculation par trois piqûres à la cuisse droite, avec le pus du chancre.

17. Le chancre continue de s'étendre ; il offre le diamètre d'une pièce de quinze sous ; les inoculations n'ont rien produit. Même traitement.

20. Le chancre paraît un peu moins profond, sa sécrétion moins abondante. Même traitement.

25. Même état ; nouvelles inoculations à gauche avec l'écoulement qui n'offre presque plus de teinte

jaune, et à droite avec le pus du chancre. Même traitement.

27. Etat stationnaire du chancre; inoculations négatives. Même traitement.

5 mars. Le fond du chancre est élevé; les bords sont moins rouges, la couleur grise n'existe plus qu'au centre, dans l'étendue d'une pièce de cinq sous. Même traitement.

La cicatrisation marche promptement; elle est complète le 14; ce jour-là l'écoulement est blanc et très-peu abondant.

24. On cesse les pilules; on cautérise avec la pierre infernale quelques petites végétations qui apparaissent à la face interne des petites lèvres; l'écoulement a repris une teinte jaune et est redevenu plus abondant.

Dans le courant du traitement quelques autres végétations très-petites se sont développées; elles ont persisté jusqu'au 15 juin; on les a traitées uniquement par la cautérisation avec le nitrate d'argent, répétée presque tous les jours. A partir du 15 juin l'écoulement, qui était encore jaune et médiocrement abondant, a été traité par l'introduction dans le vagin d'un tampon saupoudré de poudre d'alun.

La malade est sortie le 3 juillet, conservant très-peu d'écoulement parfaitement blanc.

Elle a eu régulièrement ses règles pendant tout son séjour ; elle a toujours mangé les trois quarts d'aliments ; elle n'a éprouvé aucun dérangement de fonctions pendant l'administration du mercure.

Une personne ayant eu des rapports avec cette malade immédiatement après sa sortie n'a rien contracté.

Ainsi, il est des chancres qui, dans certaines circonstances impossibles à reconnaître, quant à présent du moins, ne s'inoculent pas, quoiqu'ils offrent tous leurs caractères spécifiques. Ces cas sont-ils fréquents ? Je ne le pense pas ; mais cela est actuellement impossible à déterminer. Sur huit inoculations que j'ai faites ou vu faire avec du pus de chancres, je ne l'ai observé qu'une fois. Dans les huit inoculations négatives sur trente-huit que M. Ricord a consignées dans son ouvrage, section des chancres, il s'est contenté cinq fois de dire simplement que les chancres étaient à la période de réparation sans ajouter aucune description, ce qui n'aurait pas été inutile pour instruire le lecteur de ce qu'il fallait entendre par cette dénomination ; cela était d'autant plus utile que les caractères de cette période ne sont décrits nulle part d'une manière explicite et franche ; il devenait dès lors indispensable, toutes les fois qu'on en parlerait, de décrire exactement l'état de la plaie, afin que l'on

pût juger si ces caractères existent réellement.
Cette omission est un défaut grave dans les observations de M. Ricord.

Des trois observations où il a donné quelques
indications descriptives, la dernière (38e) se rapporte évidemment aux chancres non inoculables.
Voici ce qu'on lit dans cette observation : « Les
ulcères *paraissent* à la période de réparation ; leur
fond s'est élevé; leur surface, recouverte d'une sécrétion grisâtre albumineuse qu'on ne peut déta-
cher, laisse suinter un pus séreux.»

Singulière réparation que celle où le chancre
présente une *sécrétion grisâtre qu'on ne peut déta-
cher, laissant suinter un pus séreux !* Il semblerait,
à la vérité, que cette période n'était pas bien manifeste *avant* l'inoculation, puisqu'il est dit que
« les ulcères *paraissent* à la période de réparation;»
il me semble qu'il eût été préférable de se servir,
en cette occasion, de la *transformation in situ* ou
symptôme secondaire sur place, dénomination qui
paraît avoir été inventée pour des cas semblables,
et qui, si elle n'est pas très-logique, offre au moins
le mérite d'être excessivement commode. Lorsque
en effet vous trouvez un chancre non inoculable,
quoiqu'il n'ait subi dans ses caractères aucune modification apparente, vous vous tirez facilement
d'embarras en disant qu'il a éprouvé la tranforma-

tion *in situ*. C'est justement la manière dont un inoculateur zélé a frappé de nullité l'observation que je viens de rapporter et que je lui avais communiquée. Au reste, cette transformation *in situ* n'était pas seulement une invention commode, c'était de plus une nécessité; car, pour conserver à la doctrine de l'inoculation absolue toute l'importance qu'on voulait lui donner, il fallait bien éliminer de la classe des chancres les cas dont il s'agit; et comme on ne pouvait décemment les présenter pour des périodes de réparation, il fallait bien aussi leur trouver une dénomination particulière. Je ferai voir plus tard dans quelle fausse route on a été obligé de se jeter pour soutenir l'absolu de cette doctrine; pour le moment, je me borne à constater qu'il y a des chancres, même récents, qui ne possèdent pas la propriété de s'inoculer, et cela sans qu'aucune modification appréciable puisse en donner la raison.

La cicatrisation des chancres peut être commencée sans que ceux-ci cessent de sécréter en certains points un pus inoculable. Le raisonnement pouvait d'avance faire prévoir ce résultat, et l'expérience, arbitre suprême du raisonnement, lui a donné sa sanction. Le plus ordinairement, en effet, les chancres commencent à perdre leurs caractères spécifiques et à se cicatriser à la circonférence,

2

tandis que le centre n'éprouve que peu ou point de changements : il était tout naturel alors de penser que la partie du chancre qui n'a pas changé d'aspect n'a pas non plus changé de nature. En voici un exemple.

DEUXIÈME OBSERVATION.

H..... (M.....), célibataire, âgée de vingt-deux ans, domestique, d'une constitution forte, sanguine, n'ayant jamais été malade, soit de la syphilis, soit d'une autre maladie ; entrée le 3 mars 1840, salle Saint-Alexis, n° 27.

Il y a sept mois que dans son pays (Sandwetle, en Allemagne) elle eut seulement deux rapports sexuels, à la suite desquels elle quitta l'Allemagne et arriva à Paris, n'ayant ressenti pendant la route aucun mal aux parties de la génération. Depuis, elle assure n'avoir connu personne, et de quelque manière qu'on l'interroge, ses réponses sont toujours les mêmes. Il y a trois semaines qu'elle s'aperçut d'une grosseur à l'aine, qui, huit jours après son apparition, s'ulcéra en donnant issue à de l'humeur mêlée de sang et prit l'aspect qu'elle conserve encore. Quatre jours après l'ulcération de la grosseur, survint à la face interne de la cuisse droite un petit bouton acuminé dont le sommet présenta bientôt une ulcération semblable à la précédente, mais seulement d'une ligne de diamètre, et qui s'accrut chaque jour. Enfin, il y a quelques jours il se déclara à la face externe des grandes lèvres plusieurs autres boutons semblables au premier pour leur marche et leur développement. Le jour qui précéda l'ouverture du bubon (car la grosseur en question est un véritable bubon) la malade, souffrant beaucoup, fit part de son état à sa maîtresse; celle-ci la fit voir par un médecin, et sur les conseils de ce dernier, l'envoya à l'hôpital de Lourcine.

Les règles ayant paru le jour de l'entrée de la malade à l'hôpital, on ne la visite au spéculum que lorsqu'elles ont cessé.

9 mars. Aux grandes lèvres, près de leur commissure inférieure, cinq petites élévations tuberculeuses non ulcérées; près de la commissure supérieure, trois autres saillies semblables offrant au centre de petites ulcérations, d'une ligne de diamètre, à aspect chancreux. On inocule à la cuisse droite le liquide fourni par une de ces ulcérations. Sur la face externe de la grande lèvre droite, deux petites pustules qui laissent voir à travers l'épiderme soulevé une suppuration jaunâtre; elles paraissent produites par l'inoculation naturelle d'une ulcération chancreuse de quatre

lignes de diamètre qui se trouve vis-à-vis d'elles, à la face interne de la cuisse droite, à un pouce du pli cruro-vulvaire. Dans le pli inguinal gauche, ulcération chancreuse de vingt lignes de long sur quatre de large. On l'inocule à la face interne de la cuisse gauche. Ecoulement jaune verdâtre provenant exclusivement du vagin, inoculé à gauche au dessus de la première piqûre. Cautérisation avec la pierre infernale et pansements au vin aromatique ; injections astringentes dans le vagin.

11. Les petites ulcérations n'ont plus leur surface grise. Même traitement.

12. Les deux premières inoculations ont donné la pustule caractéristique; celle de l'écoulement n'a rien produit. Même traitement.

20. Tout est cicatrisé, à l'exception du chancre de la cuisse, qui est cependant beaucoup diminué et réduit à l'état de plaie simple, et de celui de l'aine, diminué également, mais offrant encore au centre, dans l'étendue transversale de deux et demie à trois lignes seulement, une sécrétion de matière grise adhérente. Le fond de la plaie est d'ailleurs élevé et se confond, vers la circonférence, avec le tissu sain. On inocule la sécrétion fournie par la partie encore grise du chancre. Même traitement.

23. L'inoculation a donné la pustule caractéristique. On la cautérise.

24. La malade exige sa sortie. Le chancre inguinal est à l'état de plaie simple ; la dernière inoculation offre encore l'aspect chancreux; l'écoulement est blanc-jaunâtre, encore assez abondant.

Le lecteur aura sans doute été frappé de l'étrangeté des renseignements fournis par cette malade: d'après ces renseignements, en effet, les accidents syphilitiques ne se seraient montrés que plus de six mois après le coït dans lequel ils auraient dû être contractés, ce qui s'éloigne considérablement de la marche ordinaire des choses. Faut-il néanmoins leur accorder une entière confiance ou les considérer comme faux ? J'avoue que, pour ma part, je suis disposé à admettre la dernière opinion; mais était-ce une raison pour les supprimer ou pour les arranger d'une manière plus conforme aux idées reçues ? C'est là une manière de procéder pour laquelle un grand nombre d'auteurs ont montré beaucoup trop de prédilection; je dis que c'est une manière de procéder funeste à la découverte de la vérité. Le médecin, et c'est ici un point sur lequel ont insisté avec raison tous les observateurs qui se sont occupés de l'examen des malades, le médecin doit faire toutes les questions nécessaires pour éclairer le sujet de ses recherches; il doit surtout faire ces questions de façon à ne pas dicter d'avance la réponse, qualité que l'amour des doctrines préconçues détruit trop souvent. Lorsque les réponses obtenues sont opposées aux faits déjà établis dans la science, on doit chercher à les mettre en harmonie avec eux, et si elles se répètent constamment les mêmes, on doit les respecter et les reproduire avec fidélité. C'est seulement ainsi que les matériaux qu'on amasse seront propres à fonder une véritable science.

Et au sujet de l'examen des malades, qu'il me soit permis de détruire ici une erreur généralement accréditée, et que j'ai moi-même partagée longtemps sur la foi d'autrui. Cette erreur consiste à croire qu'on ne peut, en fait de maladies syphilitiques chez les femmes, et à l'hôpital de Lourcine en particulier, recueillir que des renseignements sans valeur de la part des malades. Il est bien certain que si vous apportez dans votre interrogatoire la légèreté, la raillerie ou même encore le dédain qu'on y apporte fréquemment, vous ne vous mettrez pas dans des conditions propres à captiver leur confiance; mais si, au lieu de cela, vous les abordez avec un air sérieux sans pédanterie, si vous ne faites pas de leurs confidences le sujet de plaisanteries plus ou moins mauvaises, si vous vous évertuez à leur faire comprendre que vous ne voulez savoir tous les détails dont vous vous informez que dans le seul but de pénétrer plus profondément dans la connaissance de leur maladie, alors elles vous feront part des particularités les plus intimes de leur vie, et si elles vous trompent, c'est qu'elles se tromperont elles-mêmes. Car il faut bien savoir que se rappeler tous les détails d'une affection à laquelle on ne faisait souvent que peu ou point d'attention lors de son début, n'est pas chose facile, pas plus pour la syphilis que pour toute autre maladie. Au reste, je ne prétends pas que ce soit là une règle sans exception, mais enfin c'est la règle très-générale. Dans le grand nombre d'observations que j'ai recueillies pendant une année, je n'ai rencontré que cinq ou six cas dans lesquels les malades aient paru vouloir cacher l'origine de leur mal, et encore, alors, s'agissait-il le plus souvent de symptômes constitutionnels qui pouvaient à la rigueur n'avoir pas été précédés d'accidents primitifs ; car il s'en faut que l'opinion qui n'admet pas d'accidents consécutifs sans accidents primitifs soit démontrée. L'aveu que les malades font avec le plus de difficulté est celui des rapports illicites, et encore l'ai-je obtenu assez souvent quand j'ai fait des efforts dans ce but.

Les deux observations que j'ai rapportées forment, avec six autres, dont une m'a été communiquée par mon excellent collègue et ami M. L. d'Astros, les huit seuls cas d'inoculation de chancres que j'aie pu observer, contraints que nous avons été, mes maîtres et moi, d'abandonner promptement cette fâcheuse pratique.

Passons aux résultats que fournit l'inoculation des bubons. Je ne pourrai fournir ici aucun fait nouveau, parce que je m'étais déjà interdit l'inoculation avant que l'occasion se fût présentée de l'appliquer à l'étude des bubons ; je ne ferai donc que rapporter les faits qu'ont observés les auteurs. Ces faits sont bien différents les uns des autres. Ainsi MM. Cullerier et Ratier (art. *Inoculation* du Dictionn. en 15 vol.) disent n'avoir rien obtenu de l'introduction sous l'épiderme du pus des bubons qui succèdent à des chancres primitifs ou consécutifs ; M. Gibert (*Manuel des mal. vénér.* Paris, 1836, page 529) est arrivé aux mêmes résultats. Au contraire, M. Ricord et d'autres sont parvenus à inoculer ce pus, et comme des faits négatifs ne peuvent pas détruire des faits positifs, lorsque ceux-ci sont observés par des hommes capables et de bonne foi, j'admettrai, avec M. Ruef (*Gazette méd.*, 1835, page 701), que le pus des bubons peut s'inoculer, mais que ce résultat n'est pas constant ; et je jugerai plus tard s'il est constant dans certaines circonstances, comme le croit M. Ricord.

Je ne dirai que peu de chose de l'inoculation des pustules muqueuses désignées plus récemment sous le nom de tubercules plats, de papules muqueuses, symptôme encore mal décrit, surtout en ce qui concerne son développement. Toutes les fois que ces tubercules ne consistaient qu'en de simples saillies lenticulaires, telles qu'elles ont été décrites par les auteurs, l'inoculation de la matière qu'ils sécrétaient n'a produit aucun résultat. J'ai répété cette inoculation sur sept sujets. C'est d'ailleurs ce que tous les auteurs qui ont inoculé ce symptôme ont constaté avant moi.

J'arrive à l'affection qui a soulevé le plus de dissentiments parmi les syphiligraphes, la blennorrhagie. C'est surtout ici que, loin de s'entendre sur la valeur des faits, les auteurs ne s'entendent pas sur les faits eux-mêmes. Afin de pouvoir discuter les faits relatifs à l'inoculation de la blennorrhagie, je les diviserai en trois séries.

1.º On s'est proposé, par l'inoculation de la matière blennorrhagique, de déterminer une autre blennorrhagie. Tous les auteurs sont d'accord sur la possibilité de ce fait.

Pour arriver au but qu'on se proposait, on a suivi deux procédés différents d'inoculation : tantôt on a introduit la matière blennorrhagique sous l'épithélium d'une muqueuse à l'aide d'une lancette, et alors, chose remarquable, on n'a obtenu aucun résultat ; tantôt cette matière a été simplement appliquée sur la muqueuse, au moyen d'une sonde introduite dans l'urètre, par exemple, et c'est dans ce cas seulement qu'un résultat a été obtenu ; non pas un résultat constant, on ne réussit pas toujours à produire une blennorrhagie, mais on réussit fréquemment. Pour mon compte, je n'ai tenté ni vu tenter aucune expérience de ce genre.

2° Par l'inoculation de la matière blennorrhagique, on a voulu produire des chancres, et c'est là le grand sujet du débat qui, malgré de longues et nombreuses discussions, ne me paraît pas encore définitivement jugé : les expériences sont contradictoires. Ceux qui ont admis que la blennorrhagie peut produire des chancres se sont surtout fortifiés de l'expérience de Hunter (*Traité des maladies vénériennes, trad. par Audiberti*. Paris, 1787, p. 344), qui à elle seule ne saurait certainement fournir une preuve irrécusable, mais qui est bien loin d'avoir aussi peu de valeur que quelques auteurs ont voulu le croire. On lui a fait plusieurs reproches qui sont pour la plupart mal fondés. Le premier et le plus grave, c'est que les ulcères résultant de l'inoculation n'étaient pas syphilitiques ; or c'est là une opinion plus que hasardée. Hunter a eu, il faut le dire, le tort très-grave de ne point décrire les caractères de l'ulcère ; mais cela prouve-t-il que cet ulcère n'était pas vénérien ? Non sans doute : Hunter

l'a pris pour tel , et quoi qu'on puisse dire de la facilité avec laquelle on admettait à cette époque la
spécificité des ulcères , son opinion n'est pas à dé-
daigner. Il a guéri seul, dites-vous ; donc il n'était
pas syphilitique : vieil et triste argument, les
chancres guérissent très-bien seuls, et celui-ci
d'ailleurs a été traité par la cautérisation et par la
pommade au calomel. Ce chancre a été suivi de
symptômes consécutifs. Croyez-vous qu'il soit possible d'admettre que ces symptômes peuvent être
dus à d'*autres causes* qu'à l'infection syphilitique ?
Le malade, dites-vous encore, a pu contracter de
nouvelles infections dans l'espace de trois ans que
dura l'expérience ; ce reproche tombe nécessaire-
ment, lorsque Babington nous apprend que c'est
sur lui-même que Hunter expérimenta (*OEuvres
complètes de J. Hunter*, t. 2, p. 174 ; *trad. par Riche-
lot*). Hunter a encore rapporté une autre expérience
dont on n'a pas fait mention, et que je crois devoir
reproduire, malgré l'absence de beaucoup de détails
qui la rendraient plus intéressante. Il s'agit (*loc.
cit.*, p. 310) d'une personne inoculée avec la matière d'une gonorrhée et d'un ulcère de l'amygdale :
la première inoculation produisit un chancre, la
seconde ne produisit rien.

Voyons si des expériences postérieures détruisent
la valeur de celles de Hunter. La plupart de ces ex-

périences, et celles de Hernandez en particulier, qui ont joui d'une grande faveur, ne prouvent rien moins que son opinion. La matière qu'il a inoculée était fournie par des forçats qui ne pouvaient avoir que des blennorrhagies très-anciennes, et qui auraient probablement perdu la propriété de s'inoculer, si elles l'avaient possédée. Qu'est-ce aussi que ces quatre jeunes gens dont les inoculations offrent presque tous les caractères des chancres, mais qui ne sont pas des chancres, parce que les individus *avaient une forte teinte scrofuleuse?* Ne pourrait-on pas adresser à Hernandez un reproche opposé à celui qu'il faisait à Hunter, et lui dire qu'il admettait bien difficilement la nature syphilitique d'une affection? On pourrait ajouter beaucoup d'autres reproches au précédent; ils me semblent inutiles, parce que les observations de cet auteur s'encadrent si bien avec des idées systématiques qu'il avait sur d'autres maladies, qu'elles portent le cachet des faits controuvés.

Arrivons aux expériences de M. Ricord, plus nombreuses et plus détaillées, mais non plus probantes que celles de ses prédécesseurs. Le nombre d'inoculations de blennorrhagie qu'il rapporte, tant dans la section des chancres que dans celle des blennorrhagies, s'élève à soixante-dix. Sur ce nombre il a obtenu soixante-quatre fois un ré-

sultat négatif, et six fois la pustule caractéristique.
Que M. Ricord explique ces six cas par des chancres
siégeant dans l'urètre, c'est une hypothèse commode
et à la rigueur possible ; mais du possible au certain la distance est considérable, et M. Ricord
montre beaucoup trop de facilité à la franchir. Non
pas que je veuille contester l'existence des chancres
de l'urètre, je les admets avec lui quand je les vois,
et je dois dire qu'il m'en a fait voir ; mais quand
on ne les voit pas, et que rien n'indique d'une manière certaine qu'ils doivent exister, ne doit-on
pas alors se retrancher dans le doute ?

De ces six observations on en trouve une (*observation 17 de la section des chancres*) dans laquelle
le chancre était visible, et offrait les caractères de
la période de progrès, et une autre (*obs.* 16) dans
laquelle on se borne à dire que la muqueuse était
ulcérée, sans indiquer le caractère de l'ulcération ;
mais en admettant que cette ulcération fût un
chancre, il resterait toujours quatre observations
où l'existence de celui-ci demeure problématique.

Voici maintenant le résultat de mes recherches.

Sur quinze inoculations que j'ai faites ou auxquelles j'ai assisté, quatorze n'ont rien produit.
Sur ces quatorze cas, quatre fois l'écoulement était
jaune, muco-purulent, et datait de quinze, huit,
cinq et trois jours ; quatre fois il était jaune blan-

châtre, et datait de plus de quinze jours; enfin six fois il était blanc, et datait de plus de six semaines; quatre fois les blennorrhagies étaient accompagnées d'autres symptômes qui ont fourni un pus inoculable, et dix fois elles existaient seules ou avec des végétations.

La quinzième inoculation a fourni la pustule caractéristique. Je vais en donner les détails.

TROISIÈME OBSERVATION.

D....., vingt-trois ans, célibataire, lingère, d'une bonne constitution, un peu sanguine, réglée à quatorze ans, et depuis régulièrement toutes les trois semaines; entrée le 28 janvier 1840, salle Saint-Alexis, n° 10.

Elle n'a jamais eu de maladie syphilitique ou autre; seulement il y a quatre ans, à la suite d'une couche, elle fut sujette à des flueurs blanches; ayant consulté un médecin, celui-ci lui trouva une ulcération du col; mais comme elle ne souffrait nullement, elle abandonna bientôt le traitement qui lui avait été prescrit, et se livra comme auparavant à ses occupations ainsi qu'à ses plaisirs.

Il y a quinze jours, pendant des rapports habituels avec son amant, elle sentit deux boutons se développer à la grande lèvre; en même temps ses flueurs blanches devinrent plus abondantes et prirent une coloration jaunâtre. C'est pour ces symptômes qu'on lui conseilla d'entrer à l'hôpital de Lourcine.

29 janvier. Sur le bord libre de la grande lèvre droite, deux saillies lenticulaires d'un rouge obscur à la circonférence (pustules muqueuses) dont une offre, dans presque toute son étendue, une ulcération très-superficielle, rosée, fournissant une sécrétion très-fluide et très-rare. On pratique avec la matière de cette sécrétion deux inoculations à la cuisse droite. Le col utérin a quatorze à quinze lignes de diamètre antéro-postérieur, et présente dans toute sa surface une ulcération granulée et rosée sur tous les points; le vagin et surtout le col fournissent un écoulement muco-purulent, jaune, assez abondant; on n'obtient rien en pressant l'urètre d'arrière en avant. Inoculation par deux piqûres à la cuisse gauche du liquide utérin qui coule sur le col. Cautérisation de la cavité utérine en y introduisant, dans l'étendue d'un pouce et demi, le crayon de nitrate d'argent; nitrate acide de mercure sur l'ulcération du col; tamponnement avec la charpie sèche; tous les jours deux fois injections alumineuses, la malade n'éprouvant pas de douleurs.

1er février. Sur chaque cuisse une des inoculations seulement offre la pustule chancreuse. On la rompt et on la cautérise avec le nitrate d'argent. On essuie parfaitement avec de la charpie sèche la surface du col; on va chercher dans la cavité utérine, à l'aide d'un pinceau délié, de la matière blennorrhagique, et l'on pratique avec cette matière deux inoculations à la cuisse gauche, au-dessous des premières.

4. Une des deux dernières inoculations a fourni la pustule caractéristique; on la détruit avec le caustique; on cautérise également tous les jours les deux premières, qui se sont néanmoins converties en chancres. On continue d'ailleurs les mêmes moyens, et l'on donne deux pilules de proto-iodure.

12. Les trois inoculations positives, malgré des cautérisations répétées et des pansements au vin aromatique, se sont étendues; elles constituent maintenant trois chancres indurés; un à droite, deux à gauche, d'environ huit lignes de diamètre. A la place des deux tubercules de la grande lèvre, il ne reste plus que des taches rouges. L'écoulement est moins jaune et moins abondant; l'ulcération du col est à peu près au même état. On continue avec assiduité les mêmes moyens.

2 mars. Depuis deux jours seulement les chancres d'inoculation sont en voie de cicatrisation à leur circonférence. L'écoulement est blanc et peu abon-

dant; l'ulcération du col est toujours dans le même état. Même traitement.

4. La cicatrisation du chancre de droite marche très-promptement, elle s'étend aux deux tiers de sa surface; à gauche elle marche bien aussi, quoique moins rapidement. On touche l'ulcération du col avec la solution de nitrate d'argent, au lieu de nitrate acide. L'écoulement utérin est presque complètement transparent.

12. Le chancre de droite est complètement cicatrisé; ceux de gauche le sont aux trois quarts. L'ulcération du col a un peu diminué d'étendue. A peine d'écoulement vaginal; écoulement utérin transparent, médiocrement abondant.

19. Les deux chancres de gauche sont cicatrisés. L'ulcération s'est encore légèrement améliorée; écoulement utérin transparent médiocre; à peine d'écoulement vaginal.

24. A droite, et surtout à gauche, les cicatrices des chancres d'inoculation offrent des indurations d'un rouge foncé de huit à dix lignes de diamètre. Le col conserve toujours le même volume; l'ulcération est encore diminuée, et n'a guère que huit à dix lignes dans sa plus grande étendue; il y a à peine de l'écoulement vaginal laiteux; l'écoulement utérin est toujours transparent. La malade demande à sortir.

Elle a pris sans aucun inconvénient les pilules de proto-iodure jusqu'au 24. Les règles se sont montrées régulièrement toutes les trois semaines.

Cette observation curieuse fait naître de nombreuses réflexions. D'abord, pour ce qui est de la question principale, elle semble prouver que la blennorrhagie est susceptible de s'inoculer. En effet, ce n'est pas l'ulcération du col qui a pu produire le pus inoculable; cette ulcération était granulée, rose, et avec ces caractères les ulcérations ne s'inoculent jamais, selon M. Ricord; d'ailleurs, pour la seconde inoculation on a pris la précaution (c'est M. P. Guersant qui opérait) d'aller chercher la matière blennorrhagique jusque dans la cavité de l'utérus, pour qu'elle ne pût emprunter les qualités virulentes à l'ulcération. Il n'y aurait d'autre moyen de se tirer d'embarras que de supposer un chancre dans la cavité utérine; ce serait, comme dans les cas de chancres de l'urètre, une hypothèse possible, une hypothèse qui peut bien ôter à l'observation la valeur absolue qu'elle aurait sans cela, mais qui ne saurait nullement la détruire. Pour que cette valeur fût détruite, il faudrait que le chancre eût été vu.

Je ne dirai rien des deux tubercules plats dont l'un a fourni une inoculation positive, ce symptôme ayant, comme je l'ai dit, besoin plus que tout autre d'être soumis à de nouvelles recherches qui présentent beaucoup de difficultés.

Que signifie encore cette singularité de n'avoir obtenu chaque fois qu'une inoculation positive sur deux que l'on pratiquait? L'attribuera-t-on à l'inadvertance de l'opérateur? mais, outre la simplicité de l'opération et les soins qu'on y donnait, l'habitude de M. Guersant ôte toute prise à cette objection. L'explication la moins hasardée que l'on en puisse donner, c'est que la même matière peut s'inoculer dans certains points, dans certaines circonstances, et non dans d'autres.

Enfin, cette observation est propre à ébranler la foi que l'on pourrait avoir en l'innocuité de l'inoculation, en donnant l'exemple de trois chancres produits par cette opération, chancres qui ont persisté pendant près de deux mois, malgré des soins opportuns et assidus, qui se sont indurés et ont laissé des cicatrices très-apparentes ; et tout cela pendant que les symptômes pour lesquels la malade était entrée à l'hôpital avaient disparu, et lui auraient permis de reprendre beaucoup plus tôt ses occupations.

3° On a voulu produire une blennorrhagie par l'inoculation de la matière fournie par des chancres.

Les expériences tentées dans ce but sont peu

nombreuses et peu concluantes ; c'est surtout la contagion naturelle qui nous fournira des faits précieux.

Tels sont les faits bruts fournis par l'inoculation des divers symptômes syphilitiques. Dégagés de toute signification, et vus seulement en eux-mêmes, ils peuvent être résumés de la manière suivante :

1° Les matières fournies par les divers symptômes secondaires de la syphilis (*ulcères de la gorge, syphilides, etc.*) ne s'inoculent pas.

2° Le pus fourni par les chancres récents s'inocule presque toujours, et d'autant mieux que ceux-ci possèdent davantage les caractères spécifiques qui les distinguent.

3° Quelquefois les chancres ne s'inoculent pas, quoiqu'ils conservent leurs caractères sans aucune altération appréciable.

4° Les chancres peuvent changer de nature dans certains points pendant qu'en d'autres points ils conservent la propriété de s'inoculer.

5° Le pus des bubons s'inocule, mais ce résultat n'est pas constant.

6° Le liquide fourni par les pustules muqueuses, lorsque celles-ci ne consistent qu'en de simples élévations de la peau, sans érosion de leur surface, n'a pu être inoculé.

7° La matière blennorrhagique appliquée sur une muqueuse saine peut y produire une blennorrhagie.

8° Par le procédé de la lancette, la blennorrhagie a été le plus souvent inoculée sans produire de chancres, mais il n'est pas démontré qu'elle n'en produise jamais.

CHAPITRE II.

—

UTILITÉ DE L'INOCULATION.

Abordons maintenant les déductions qu'on doit tirer de ces faits, et voyons si l'interprétation, si la valeur qu'on leur a donnée est bien celle qui leur convient. Reprenons l'ordre précédemment suivi.

Les diverses sécrétions fournies par les accidents secondaires ne s'inoculent pas ; quelle conclusion en tirer ? Dirons-nous avec Hernandez *« toutes les fois qu'une inoculation donne des ulcères qui ne sont pas syphilitiques* (et probablement *à fortiori* quand cette inoculation ne donne rien du tout) *la matière infectante ne l'était pas ? »* Mais ce serait une erreur si manifeste que l'on s'étonne qu'elle ait pu être soutenue par un auteur qui avait dû réfléchir quelquefois à son sujet. Qui ne sait que les symptômes de vérole constitutionnelle ne peuvent se développer que sous la seule influence du virus syphilitique ; qu'ils ont leur marche, leurs siéges, leurs caractères spéciaux ; qu'on ne peut attribuer ces symptômes qu'à la diffusion du virus dans toute l'économie, et que, dès lors, il doit être répandu sur les endroits affectés au moins autant qu'ailleurs ?

Faut-il admettre avec M. Ricord, pour qui inoculation et contagion semblent choses identiques ou du moins inséparables, quoique ce soient choses parfaitement distinctes et indépendantes, faut-il admettre que l'inoculation prouve que les symptômes de syphilis constitutionnelle ne peuvent se transmettre autrement que par voie d'hérédité ? Si cette opinion représentait une vérité, ce serait assurément une connaissance importante ; malheureusement elle représente une erreur. La contagion des accidents secondaires de la vérole est aujourd'hui prouvée par des faits incontestables : on peut en lire un remarquable dans le rapport du docteur Bottex. (*De la nature et du traitement de la vérole, etc., rapport fait..... etc., par le docteur Bottex.* Lyon, 183..) J'ai pu par moi-même en observer un exemple authentique que je vais rapporter.

QUATRIÈME OBSERVATION.

U..... M....., trente ans, ordinairement bien portante, d'une constitution maintenant très-altérée, réglée à seize ou dix-sept ans, et
depuis toujours régulièrement; entrée le 13 mai 1840, salle Saint-
Bruno, n° 9.

Le 8 mai 1839, cette malade, arrivée au terme
d'une grossesse exempte d'accidents, accoucha heu-
reusement d'un enfant qui mourut à sept semaines. Vers le commencement du mois de juin, elle
prit un nourrisson. Elle l'avait à peine depuis
quelques jours, lorsqu'il se manifesta aux seins
plusieurs ulcérations; elle alla consulter M. Dubois, qui, ayant trouvé à ces ulcérations les caractères syphilitiques, voulut voir l'enfant que la
malade nourrissait, et le trouva affecté de syphilis constitutionnelle. Il savait d'ailleurs que, pendant sa grossesse, la malade n'avait offert aucun
symptôme de syphilis; il lui conseilla de cesser l'al-
laitement de cet enfant, et la fit entrer à la clinique de la Faculté. Quinze jours après son entrée,
il se manifesta dans toutes les articulations, mais
particulièrement aux coude-pieds, aux genoux et
aux coudes, des douleurs violentes qui s'exaspéraient le soir vers trois heures, et le matin à quatre

heures. Les ulcérations persistèrent, augmentèrent même beaucoup; le bout du sein gauche fut entièrement détruit ou plutôt coupé par une ulcération qui le rongea par sa base. La cicatrisation complète ne date que de deux mois et demi. Vers la même époque, les douleurs des articulations se calmèrent un peu, et la malade put, quoique avec beaucoup de difficulté, reprendre l'usage de ses jambes, qui, depuis la manifestation des douleurs, était complètement aboli. Pendant que les jambes reprenaient leurs fonctions, il se déclara à la tête plusieurs plaques croûteuses accompagnées de vives douleurs qui s'exaspéraient la nuit. Depuis huit jours, ces douleurs ont beaucoup diminué et perdu leur caractère d'exaspération nocturne. Il y a quelques jours seulement qu'il est survenu par presque tous les orifices un écoulement très-fétide. Jusqu'à l'apparition de cet écoulement, on n'avait jamais rien observé de morbide vers les parties génitales. Depuis l'accouchement, les règles n'ont jamais reparu. Dès son entrée, la malade fut soumise aux frictions mercurielles pendant environ deux mois; elle éprouva une salivation assez abondante : depuis elle n'a fait que des traitements simples. Après une année de séjour à la clinique, la guérison n'étant pas obtenue, la malade fut envoyée à Lourcine, sur la recommandation de M. Danyau, qui remplaçait alors M. Dubois, et qui connaissait les antécédents et les causes de la maladie.

14 mai. Écoulement fétide par les oreilles, par le nez, par les parties externes de la génération, ce dernier provenant exclusivement de la vulve. L'haleine est très-fétide. Tout autour du cou, mais surtout aux parties latérales, plusieurs petites tumeurs du volume d'un haricot, qui semblent formées par des ganglions engorgés, douloureuses, empêchant complètement les mouvements du cou. Les jambes sont douloureuses, surtout à la pression, et présentent un degré extrême d'amaigrissement ; il n'y a, d'ailleurs, aucune trace d'exostose.

Sur le cuir chevelu existent plusieurs plaques, dont les plus grandes ont un pouce et demi environ de diamètre, plus épaisses au centre qu'à la circonférence, formées par des squammes jaunâtres, demi-transparentes, siégeant sur un fond non ulcéré. Ces plaques sont peu douloureuses.

18. Il y a un peu d'érysipèle à la joue gauche.

19. L'érysipèle a envahi le nez et un peu la joue droite. Le pouls est faible, à peine fréquent ; depuis trois jours point de selles. — Onctions d'axonge toutes les heures, cat. sinapisés aux jambes et aux pieds, bis., lavem. purgat.

20. L'érysipèle s'est étendu au cuir chevelu ; une

selle difficile et peu abondante. Même prescr. On fait des onctions sur la tête après avoir préalablement coupé les cheveux.

21. La rougeur a beaucoup pâli à la face, qui reste tuméfiée ; elle persiste au cuir chevelu. Pouls toujours faible, peu fréquent. Même prescr.

22. L'érysipèle redevient plus intense sur la face et diminue au cuir chevelu ; il n'y a pas eu de garde-robe depuis hier ; même état général : un peu d'abattement. — Onctions mercurielles, lav. purg., vésic. aux cuisses.

23. État stationnaire de l'érysipèle, abattement plus considérable, pouls peu fréquent, faible ; point de garde-robe. Même prescr.

24. Érysipèle stationnaire ; abattement très-considérable, parole lente et difficile, yeux hagards, fixes, pupille contractile, mais resserrée ; respiration pénible, prolongée, profonde ; pouls toujours faible, petit, un peu plus fréquent (à 84) ; une selle peu abondante. — Saignée de quatre palettes ; onctions mercur. émét. en lavage.

25. Saignée couenneuse à caillot résistant, rétracté, nageant dans une sérosité abondante. Mêmes symptômes, mais plus graves ; état presque comateux, subdélirium ; très-légères contractures dans les muscles de l'avant-bras ; déglutition bruyante, presque impossible ; une selle assez abondante ; ab-

sence complète d'urines depuis vingt-quatre heures ; pouls petit, toujours fréquent. — Même prescription, seulement l'émétique en lavement, à cause de la difficulté de la déglutition ; cathétérisme qui donne environ seize à vingt onces d'urine.

26. Même état général ; la malade ne répond pas aux questions qu'on lui adresse ; l'érysipèle s'étend à la partie postérieure du tronc et supérieure des épaules ; la trachée ne se débarrasse qu'avec beaucoup de difficulté des mucosités qu'elle contient ; pouls très-petit (à 85). Deux selles involontaires ; absence d'urines. — Même prescr.

27. Même état. Même prescr.

28. Coma complet ; râle trachéal. Morte à minuit.

Nécropsie. — Les cavités encéphaliques ne contiennent que peu de sérosité transparente ; le cerveau offre une légère injection générale qui lui donne un reflet violacé.

Les autres organes sont en apparence sains ; la vésicule, très-volumineuse, est distendue fortement par une bile brune.

Les ovaires contiennent plusieurs petits kystes remplis d'une matière gélatineuse et limpide.

Si de ce que les symptômes secondaires ne s'inoculent pas, on ne peut pas conclure qu'ils ne sont pas contagieux, pourra-t-on au moins, à l'aide de l'inoculation, distinguer ces symptômes secondaires des accidents primitifs? On l'a cru, mais à tort, comme nous le verrons plus loin.

Enfin, bien moins encore l'inoculation pourra-t-elle servir à distinguer les lésions qui appartiennent à la syphilis constitutionnelle d'avec celles qui lui sont étrangères, puisque, dans l'un comme dans l'autre cas, elle donnerait un résultat négatif. C'est pourtant dans ces circonstances qu'un moyen de diagnostic de plus aurait été utile; car c'est surtout dans quelques affections secondaires que le diagnostic de la syphilis est embarrassant.

Dans les accidents primitifs l'inoculation aurait, pour certains médecins, une grande importance; mais, en réalité, elle en mérite une bien médiocre. Commençons par les chancres:

Certains ulcères, présentant une série de caractères qui les spécialisent et qu'on appelle chancres, s'inoculent; d'autres, présentant la même série de caractères, ne s'inoculent pas; voilà le fait. Pour en tirer une conclusion, il y avait deux partis à prendre. La plupart des auteurs ont, avec raison, attaché plus d'importance à l'ensemble des caractères qui distinguent le chancre qu'à la seule inoculation, et ils ont fondé son diagnostic sur cet ensemble de caractères. M. Ricord, ainsi que d'au-

tres., a adopté une marche inverse et il a écrit
cette inconcevable proposition (1) : « Ce n'est à la
rigueur ni parce qu'il a été contracté dans un *coït
suspect*, ni à cause de son siége, ni par le plus ou
moins d'induration de sa base., ni par la couleur,
la consistance du fond, la coupe., le décollement,
les callosités des bords et la teinte plus ou moins
foncée de la marge., qu'on reconnaît d'une manière
absolue et de prime abord, dans tous les cas., le
chancre, mais bien par le pus qu'il sécrète et l'em-
poisonnement auquel il peut donner lieu., toutes
ces conditions pouvant varier, la sécrétion seule
restant identique, ainsi que ses effets généraux
consécutifs. » (*Loc. cit.*, pag. 91.) Ne serait-il pas
aussi raisonnable de dire : Ce n'est, à la rigueur,
ni parce qu'elle a été précédée d'une contagion, ni
parce qu'à la contagion a succédé l'incubation, à
celle-ci l'invasion avec tout son cortége, à l'invasion
l'éruption, à l'éruption la suppuration avec ses

(1) J'ai dit proposition inconcevable : c'est beaucoup sans doute
quand on considère ces mots : *d'une manière absolue, de prime abord,
dans tous les cas,* qui rendent la proposition un peu plus orthodoxe;
mais j'ai jugé l'esprit plutôt que la lettre : or, l'esprit est qu'il n'y
a de diagnostic certain que celui qui est fondé sur l'inoculation. Si
au contraire je me suis trompé; s'il faut entendre par cette proposition qu'à la rigueur il peut exister des cas dans lesquels les moyens
ordinaires de diagnostic sont insuffisants, loin de combattre la proposition, je rapporterai un fait pour l'appuyer.

pustules ombiliquées et sa fièvre secondaire, etc., que la variole est une variole, mais bien parce qu'elle s'inocule?

Ne semblerait-il pas qu'il n'y a d'autres moyens de reconnaître la nature spécifique des maladies que la seule inoculation, et que l'ensemble de leurs symptômes, réunis avec tant de soins par les divers observateurs, doit s'annihiler devant un seul autre? Ne semblerait-il pas que l'auteur de la proposition ignore, encore qu'on le lui ait déjà fait remarquer, qu'il y a des maladies spéciales, contagieuses même, qui ne sont nullement susceptibles de s'inoculer?

En émettant cette singulière opinion, M. Ricord n'a pas seulement combattu l'un des faits les mieux établis dans l'histoire de la syphilis, à savoir, le diagnostic du chancre primitif quand il possède tous ses caractères, il s'est encore fourvoyé dans un cercle vicieux qui tourne au détriment de sa propre doctrine; en effet, si l'on ne peut reconnaître le chancre à des caractères positifs, on ne peut pas plus reconnaître la période de *progrès* ou de *statu quo*, qui n'est elle-même que l'état chancreux. De sorte que, si l'on vous demandait pourquoi tel chancre ne s'inocule pas, vous devriez répondre (dans le sens de M. Ricord) : Parce que la période de progrès n'existe plus. Que si l'on vous demandait comment vous savez que cette période n'existe plus, puisqu'elle n'a pas selon vous de caractères propres, vous devriez répondre : Parce qu'elle ne s'inocule pas. Ainsi le chancre ne s'inocule pas, parce que la période de progrès n'existe plus; la période de progrès n'existe plus, parce que le chancre ne s'inocule pas. Je vous laisse à conclure ce que devient cette distinction rigoureuse de périodes de progrès et de réparation.

Que deviendra après ces périodes la transformation *in situ?* Est-il vrai que lorsqu'un chancre ne s'inocule plus ou ne s'inocule pas, sans que cependant il y ait de travail de cicatrisation, il soit dès lors transformé en symptôme secondaire? Je ne vois véritablement pas le rapport de ces deux propositions, ni comment l'une découlerait de l'autre. Si l'on veut retomber dans l'inconvénient du cercle vicieux et appeler symptôme secondaire tout chancre qui ne s'inocule pas, je le veux bien; mais si l'on veut entendre, avec tout le monde, par symptômes secondaires les lésions dues à une infection générale, je ne vois pas, je le répète, en quoi l'impossibilité d'inoculer un chancre prouve cette infection. Comment serait-il possible, dans le cas que j'ai cité par exemple (obs. 1), de croire que cette jeune fille fraîche, vigoureuse, jouissant de l'intégrité parfaite de toutes ses fonctions, fut, par cela seul qu'elle avait un chancre non inocu-

lable, sous l'influence d'une infection générale?...
C'est là une opinion admise d'autorité, *sic volo*,
sic jubeo, que rien ne justifie, contraire même à
toutes les probabilités.

De ce qu'un chancre ne s'inocule pas, s'ensuit-
il qu'il n'est pas contagieux? Je n'ai et je ne con-
nais aucun fait qui prouve directement le contraire,
mais le raisonnement suffit pour résoudre la question : il est évident que, puisque les accidents secondaires peuvent bien être contagieux sans être
inoculables, *à fortiori* doit-il en être de même des
accidents primitifs. Ainsi, de ce que le pus fourni
par une ulcération n'est pas inoculable, on ne peut
conclure ni que cette ulcération n'est pas un chancre, ni qu'elle n'est pas contagieuse, ni qu'elle
constitue un symptôme secondaire.

Si l'inoculation n'apprend rien quand elle est
négative, apprend-elle, lorsqu'elle est positive,
que la nature de la matière inoculée est syphilitique? Oh! cela est évident; la contagion prou-
vant la nature spécifique d'une maladie, si vous
parvenez à rendre manifeste cette contagion, soit
par l'inoculation, soit par un autre procédé, vous
aurez démontré la spécificité. C'est là l'unique avantage de l'inoculation; avantage bien faible, si l'on
réfléchit que l'inoculation est positive seulement
dans quelques accidents primitifs de la nature des-

quels il est presque toujours facile de s'assurer par d'autres moyens. Je dis presque toujours, parce qu'il existe en effet quelques cas rares où le diagnostic resterait incertain sans le secours de l'inoculation. Il s'est rencontré un cas semblable dans les huit observations que j'ai recueillies ; je vais en donner connaissance.

CINQUIÈME OBSERVATION.

A....., dix-neuf ans, couturière, célibataire, d'un tempérament lymphatique, n'ayant jamais éprouvé que de courtes indispositions ; entrée le 21 mars 1840, salle Saint-Bruno, n° 26.

Il y a six mois que cette malade contracta un écoulement, qui survint quelque temps après le dernier coït, et qu'elle distingua des flueurs blanches auxquelles elle était habituellement sujette, par sa coloration jaune verdâtre et par son abondance. Elle entra alors à l'hôpital de Lourcine, où elle resta pendant six semaines. Lorsqu'elle sortit, elle n'avait que très-peu d'écoulement blanchâtre ; mais il devint plus abondant dès qu'elle fut sortie, et avant qu'elle se fût livrée au coït.

Il y a un mois que, pendant des rapports sexuels fréquemment répétés, un chancre se manifesta aux parties génitales; elle n'a fait pour le traiter que de simples lotions.

26 mars. Les petites lèvres, ainsi que l'enveloppe du clitoris, sont œdématiées, et présentent une tuméfaction considérable; elles sont pour ainsi dire étranglées; elles présentent en divers points de petits sillons semblables aux sillons de la paume des mains, qui ne sont que le commencement de fissures profondes de trois à quatre lignes que l'on découvre en écartant fortement les deux portions de petite lèvre dont le rapprochement forme le sillon dont j'ai parlé; les faces de ces profondes rainures offrent des ulcérations très-superficielles, qui n'ont point manifestement la coloration chancreuse, qui n'ont point non plus une coloration franchement rosée, dont la surface présente un peu l'aspect de la chair de poule et sécrète un liquide séreux très-rare. On inocule ce liquide à la cuisse gauche par une seule piqûre. Il paraît exister un peu d'écoulement vaginal. Crayon de nitrate d'argent sur les excoriations, bain de siége chloruré; compresses d'eau blanche sur la vulve; injections vaginales astringentes.

29. La pustule caractéristique s'est développée; on la cautérise avec le nitrate d'argent.

2 avril. L'œdème des petites lèvres est beaucoup diminué; on peut introduire le spéculum. Écou-

lement vaginal crémeux un peu jaunâtre ; un peu
de rougeur du vagin ; spéculum non douloureux ;
catarrhe utérin transparent très-peu abondant ;
col de douze à quatorze lignes de diamètre dans
tous les sens, lisse et uni dans toute son étendue.
On inocule à droite le liquide vaginal. Même moyen,
plus deux pilules de proto-iodure de mercure.

10. Les nymphes sont presque complètement re-
venues à leur état normal ; excoriations très-
rétrécies, presque sèches ; pustules d'inoculation
rosées, tendant à la cicatrisation. Le reste à peu
près dans le même état. Mêmes moyens.

21. Cicatrisation complète des excoriations et
de la pustule d'inoculation ; peu d'écoulement vaginal ; le catarrhe utérin est plus abondant, verdâtre et toujours transparent. Même médication.

8 mai. A la fourchette, une petite végétation ;
rougeur à peine plus que normale du vagin ; écoulement vaginal parfaitement blanc, très-peu abondant ; catarrhe utérin transparent, peu abondant ;
on touche avec le crayon de nitrate d'argent la petite végétation ; même moyen ailleurs ; on suspend
les pilules de proto-iodure que la malade a prises
jusqu'à ce jour sans éprouver aucun accident.

19. A peine d'écoulement parfaitement blanc ;
une petite végétation naissante entre la grande et

la petite lèvre droite. Crayon de nitrate d'argent tous les jours sur les végétations.

4 juin. A la face interne des grandes lèvres et près de leur bord libre, trois saillies lenticulaires, peu élevées, plus rouges que la peau environnante, plus rouges au centre qu'à la circonférence, un peu humides. Cautérisation au nitrate d'argent tous les jours.

15. Les tubercules ont disparu.

20. Il n'existe plus de végétations, point d'écoulement vaginal; catarrhe utérin transparent médiocrement abondant.

7 juillet. La guérison persiste; on donne à la malade sa sortie. Elle s'est toujours bien portée. Les règles qui avaient paru à une époque anormale, depuis le 17 jusqu'au 20 mars, se sont ensuite montrées régulièrement les 9 mai, 10 juin et 6 juillet. La malade n'a jamais eu d'enfant.

Il résulte de cette observation que des ulcérations qui ne présentent pas manifestement l'état chancreux, peuvent néanmoins sécréter le virus syphilitique. Est-ce une raison pour faire usage de l'inoculation dans les cas ordinaires de la pratique, chaque fois que l'on sera embarrassé pour établir un diagnostic? Si l'inoculation était exempte de tout inconvénient, je dirais oui, parce qu'il est toujours satisfaisant et utile de pouvoir établir un diagnostic; mais elle en a et de très-graves, et dès lors je dis non, et pour plusieurs motifs :

1° Parce que, si l'inoculation ne réussit pas, vous ne serez pas plus avancé qu'auparavant ; car, je ne saurais trop le répéter, il y a des lésions syphilitiques, contagieuses, qui ne s'inoculent pas, et alors votre inoculation n'aura servi à rien.

2° Parce que, si l'inoculation réussit, on aura ajouté un chancre à celui ou ceux que le malade avait déjà, et que, quant au traitement, il n'y aura absolument aucune modification à y apporter , au moins pour ceux qui ne croient pas à l'efficacité du mercure dans les accidents primitifs, et, de même que M. Ricord, je partage cette opinion, dont j'aurai occasion d'exposer les raisons dans une autre circonstance. Je vais plus loin, j'admets que vous soyez sûr de l'efficacité du mercure ou d'un autre moyen ; eh bien ! si vous êtes incertain sur la nature de la maladie que vous avez à combattre, si vous avez lieu de croire qu'elle fait partie de celles dans lesquelles le mercure est utile, donnez simplement le mercure, car il y a bien moins d'inconvéniens à administrer sagement le mercure à un malade qu'à lui donner un chancre.

Certains bubons s'inoculent, d'autres ne s'inoculent pas. Quelle conséquence a-t-on tiré de ce fait? Une conséquence très-fausse que voici : Tous les bubons qui s'inoculent sont syphilitiques (et cette proposition est vraie) ; tous ceux qui ne s'inoculent pas sont sympathiques, dans celle-ci est l'erreur. J'ai déjà suffisamment démontré, je crois, qu'un symptôme non inoculable peut être syphilitique, pour qu'il soit inutile d'y insister davantage.

Je ferai voir, dans un article spécial sur les bubons, qu'il faut se fonder, pour établir leur diagnostic, sur d'autres considérations que l'inoculation, et que ces considérations, ainsi que l'inoculation elle-même, conduisent à une opinion différente de celle que professe M. Ricord. Pour le moment, qu'il me suffise d'établir que l'inoculation, comme l'ont très-bien dit MM. Cullerier et Ratier, est un moyen de diagnostic vicieux, et qui d'ailleurs ne saurait s'appliquer aux bubons non abcédés.

Comme les chancres non inoculables, les tubercules plats ne s'inoculent pas ; comme eux, selon toutes les probabilités, ils appartiennent aux symptômes primitifs ; comme eux ils sont contagieux ; je n'aurais donc, à propos de ces tubercules, qu'à renvoyer à ce que j'ai dit des chancres en question, si je ne voulais, à l'occasion de leur contagion, ajouter quelques mots sur la contagion syphilitique en général. Comme je n'ai jamais voulu fonder la valeur d'une observation sur les seuls renseignements, je n'ai pu recueillir aucun fait qui prouve d'une manière incontestable la propriété contagieuse des tubercules plats, et l'on conçoit que cela est à peu près impossible dans un hôpital, où l'on ne voit que l'un des deux malades entre lesquels s'est exercée la contagion; mais j'en ai recueilli beaucoup qui la rendent très-probable ; elle est d'ailleurs admise si généralement, elle est si conforme à ce que l'on sait des autres symptômes syphilitiques, que l'on a toutes les probabilités possibles pour l'admettre. M. Ricord semble l'avoir admise une fois pour la rejeter ensuite toujours, ce qui s'explique facilement en songeant aux nécessités que lui imposait sa doctrine. Voici ce qu'il a écrit à ce sujet : «... et cependant la contagion du tubercule muqueux semble chose prouvée, et chez quelques individus il paraît être le premier symptôme par lequel débute la syphilis. Mais, contagieux par un *procédé vital, insaisissable, et qu'on ne peut expliquer*, le tubercule muqueux ne peut être transmis par voie d'inoculation. » (*Loc. cit.*, pag. 152.) C'est en effet là tout le mot de l'énigme, et ce n'était pas la première fois qu'on était sur le chemin de la vérité ; on avait déjà senti le besoin de certaines conditions pour que l'inoculation fût possible, lorsqu'on a écrit : « Pour que le virus vénérien agisse, il faut des conditions de tissu, et l'expérience m'a prouvé que les surfaces de vésicatoire en particulier avaient beaucoup de peine à s'inoculer. » (*Loc. cit.*, pag. 31.) Ces observations étant exactes, comment donc a-t-on pu écrire cette proposition : « Pour produire le chancre il n'est pas besoin d'orgasme, de désirs, d'acte vénérien, ni d'excitation préalable de la partie qu'on va inoculer. » (*Loc. cit.*, pag. 91.) Je puis vous répondre que vous n'en savez rien, pas plus que personne. Qu'il y ait besoin d'orgasme, de désirs, d'acte vénérien, d'excitation, ce sont là autant d'hypothèses que chacun peut imaginer à son gré ; ce qu'il y a de positif, d'incontestable, c'est qu'il faut, pour la transmission de certains symptômes, autre chose que les conditions d'une simple inoculation, et que c'est cette autre chose qui se rencontre dans la contagion naturelle.

Doit-on admettre, parce que le tubercule muqueux ne s'inocule pas, qu'il constitue, dans tous les cas, un symptôme secondaire ? Je dirai encore ce que j'ai dit à l'occasion des chancres non inoculables : Cette opinion n'a d'autre fondement que l'autorité du *sic volo, sic jubeo* ; or, pour cette autorité, la science n'a aucun égard ; elle ne reconnaît d'autre autorité que celle des faits, et les faits ne permettent pas, dans tous les cas, d'admettre une semblable opinion.

J'ai dit qu'il y avait plusieurs points de vue sous

lesquels on pouvait considérer ce qui est relatif à l'inoculation de la blennorrhagie.

1° On a voulu, par l'inoculation de la blennorrhagie, produire une autre blennorrhagie. J'ai dit comment on y était parvenu ; d'une part donc, la blennorrhagie est inoculable; de l'autre, personne n'ignore qu'elle est contagieuse. Comment expliquer alors que ceux mêmes qui se fondent, avec raison, sur l'inoculabilité du pus syphilitique pour admettre l'existence d'un virus, ne tiennent plus, à propos de la blennorrhagie, aucun compte de cette inoculabilité, et qu'ils admettent que cette maladie est une simple inflammation catarrhale, susceptible de se développer sous l'influence de toutes les causes qui déterminent ordinairement ces inflammations ? Est-ce que sérieusement on a pu croire que l'écoulement produit par l'introduction d'une sonde dans l'urètre, et l'écoulement contracté dans un coït infectant ne fussent qu'une seule et même maladie ? Évidemment il n'y avait pas plus de raisons pour nier la spécificité de la blennorrhagie que pour nier celle du chancre, même en ne consultant que l'inoculation. Il ne restait d'autre ressource que de contester l'identité de nature de ces spécificités : c'est le parti qu'ont pris certains auteurs, parmi lesquels Benj. Bell tient le premier rang.

Ces auteurs ont vu ou cru voir que l'inoculation de la blennorrhagie ne donnait jamais lieu à des chancres, et de là ils ont argué que la nature de la blennorrhagie était différente de celle du chancre.

D'abord, nous avons vu qu'il n'est pas démontré que l'inoculation de la blennorrhagie ne produise jamais de chancre; mais je suppose même que ce résultat soit vrai, croit-on par là être autorisé à conclure que la blennorhagie n'est pas syphilitique? Nullement, pas plus qu'on ne pourrait conclure que les ulcères de la gorge, que les syphilides, que les exostoses, que les tubercules muqueux ne sont pas syphilitiques. Ou bien l'on veut donner à l'inoculation une valeur absolue, et alors on doit nier la nature syphilitique de tous les symptômes qui ne s'inoculent pas, ou bien on ne lui accorde qu'une valeur relative, et alors on doit fonder son jugement sur d'autres considérations. Or, ces autres considérations prouvent que la blennorrhagie est de nature syphilitique. On a cité des faits où une simple blennorrhagie avait communiqué des chancres ; ces faits, on les a contestés, à tort ou à raison, il est vrai ; mais il n'entre pas dans mon but de les discuter ici, et je ne prétends pas m'en servir. On a cité aussi des cas dans lesquels des chancres avaient produit une blennorrhagie, et de ceux-

ci, je m'en servirai d'autant mieux que ceux-là
même qui ont nié l'identité de nature de la blennorrhagie et du chancre les ont reconnus pour
vrais, sauf à les expliquer à leur manière. Oui, ont-
ils dit, le pus du chancre peut produire la blennorrhagie, mais alors il agit comme irritant général. Or, cette manière d'expliquer les faits est
absolument vicieuse ; c'est toujours la conséquence
de cette autre opinion qui consiste à regarder la
blennorrhagie comme une simple inflammation
catarrhale, opinion essentiellement fausse, contraire à l'observation de tous les jours, contraire à
tous les faits (1). Le chancre ne produit point une
simple inflammation catarrhale ; il produit une
blennorrhagie vraie, c'est-à-dire une maladie contagieuse, une maladie inoculable même, une maladie spécifique enfin : or, pour produire une maladie spécifique, il faut l'agent, la cause de cette
spécificité, il faut le virus ; donc le chancre ren-

(1) Je ne pense pas qu'une inflammation déterminée par un simple
excitant puisse fournir une sécrétion inoculable, et en cela je ne
fais qu'émettre une opinion presque certaine, tant elle est probable.
Cependant il ne serait peut-être pas inutile d'avoir sur ce sujet une
série d'expériences dont les résultats seraient toujours intéressants.
Je dois seulement dire que, quels que fussent ces résultats, ils ne
pourraient changer mon opinion sur la nature de la blennorrhagie,
attendu que cette opinion est fondée sur des faits d'un autre ordre
parfaitement concluants.

fermé cette cause, ce virus ; donc enfin le chancre et la blennorrhagie sont de même nature.

Il est d'autres faits qui prouvent la nature syphi-litique de la blennorrhagie ; ce sont les symptômes consécutifs observés à la suite de cette affection. Je sais bien que les cas qu'on en a donnés ont été attri-bués à des erreurs de diagnostic. C'est assurément faire bon marché des observations d'autrui ; eh bien ! je démontrerai dans une autre occasion, et par des faits plus précis que ceux qu'on a rappor-tés, et par des considérations qu'il serait trop long et hors de mon sujet de développer ici, que ces ob-servations étaient exactes, et qu'enfin la blennor-rhagie et le chancre sont deux affections qui dé-pendent d'une même cause.

Tout ce qui précéde conduit aux conclusions suivantes :

Lorsqu'on a inoculé une affection quelconque et que le résultat a été négatif :

1° On ne peut pas conclure que cette affection n'est pas syphilitique ;

2° On ne peut pas conclure qu'elle constitue un symptôme de syphilis constitutionnelle ;

3° On ne peut pas conclure qu'elle n'est pas con-tagieuse.

Lorsque le résultat est positif :

4° On doit conclure que la maladie inoculée est syphilitique ;

5° Mais les cas dans lesquels l'inoculation est positive sont ceux dont il est le plus facile de reconnaître la nature par d'autres moyens que l'inoculation ;

6° Lors même qu'il resterait des doutes sur leur nature, ce ne serait pas une raison pour pratiquer l'inoculation ;

7° Enfin l'inoculation est une chose inutile.

CHAPITRE III.

INCONVÉNIENTS DE L'INOCULATION.

Si l'inoculation est sans avantages, elle n'est pas sans inconvénients : en premier lieu, selon toutes les probabilités, elle augmente les chances d'infection générale ; en second lieu, elle détermine quelquefois des accidents locaux qui sont eux-mêmes plus graves que la maladie primitive.

On a cru répondre à la première objection en disant que des faits observés pendant six ans prouvaient qu'elle n'avait aucun fondement. Mais quels sont ces faits, et où sont-ils ? Est-ce dans les hôpitaux qu'on a pu les recueillir ? Dans les hôpitaux où l'on voit les malades pendant qu'on les traite, où on les perd ensuite complètement de vue ! On comprend combien de semblables observations offrent de difficultés, et combien une simple assertion est insuffisante pour en prouver la valeur. Or, à cette simple assertion que peut-on opposer ? Une loi de physiologie, une loi qui enseigne que plus une surface absorbante a d'étendue, plus l'absorption est considérable, plus elle est à redouter. Cette loi est-elle sans exception, et ne peut-il pas exister dans la maladie syphilitique des conditions telles que , quelle que soit l'étendue de la surface primitivement infectée, l'absorption du virus ne pourra avoir lieu qu'après une certaine durée? Assurément personne ne peut dire que cela ne soit pas possible, car le champ du possible est si vaste ; mais enfin cela n'est ni prouvé ni probable, et c'est toujours un grand tort de baser sa conduite sur une hypothèse qui , si elle ne se trouve pas vraie (et c'est souvent le sort des hypothèses) entraîne après elle les plus fâcheuses conséquences.

Mais si cet inconvénient n'est que très-probable, en voici un autre qui est très-certain. L'observation III a montré combien l'on avait eu de peine à obtenir la cicatrisation des inoculations pratiquées; cette observation avait déjà fortement ébranlé la confiance que nous avions dans l'innocuité de l'inoculation , l'observation suivante nous détermina à y renoncer pour jamais.

SIXIÈME OBSERVATION.

B .... C ...., vingt-deux ans, lingère, célibataire, robuste, un peu
sanguine, n'ayant jamais été malade, soit de la syphilis, soit
d'autres maladies, réglée à douze ans et demi, et depuis régulièrement chaque mois, jusqu'à vingt-deux ans ; à cette époque elle a
eu un enfant, et depuis ses règles ne paraissent que toutes les six
semaines. Entrée le 28 mars 1840.

Il y a dix jours , huit jours après le dernier rapport sexuel , elle s'aperçut qu'un bouton s'était
développé à la partie, à la suite de ses règles ; il ne
parut point d'écoulement. Elle n'a fait que de simples lotions.

30 mars. A l'extérieur , deux boutons très-sail-
lants , l'un dans le pli cruro-vulvaire droit, l'autre
à la partie la plus interne du pli inguinal gauche ;
ils sont tous deux ombiliqués , et le premier présente au centre un point blanc formé par une matière concrète. — A l'intérieur, sur la paroi anté-
rieure du vagin , et à gauche, à un pouce et demi
de l'orifice vaginal, deux petites ulcérations chan-
creuses, l'une d'une ligne, l'autre d'une ligne et
demie de diamètre ; du côté opposé, et à six lignes
seulement de l'anneau vulvaire, autre chancre de
trois à quatre lignes de diamètre. On inocule à

5

droite, par deux piqûres, le liquide très-rare fourni par les chancres vaginaux, et à gauche par une seule piqûre, celui du chancre qui siége près de l'entrée. — Point d'écoulement, un peu de rougeur à la lèvre postérieure du col, près de la commissure gauche. Cautérisation des chancres. Tampon de vin aromatique dans le vagin.

2 avril. Les trois inoculations ont donné la pustule caractéristique; on les cautérise avec le nitrate d'argent; même traitement pour le reste.

4. Les chancres du vagin sont réduits à deux points rouges; la rougeur qu'on observait sur la lèvre postérieure est devenue un chancre de deux à trois lignes de diamètre; le chancre de l'entrée s'est élevé et cicatrisé un peu vers la circonférence; au centre il reste gris. Même traitement, plus deux pilules de proto-iodure.

8. Il ne reste que de la rougeur à la place des deux chancres du vagin; celui de l'entrée s'est encore rétréci, mais il est toujours gris au centre; il en est de même de celui du col; les deux inoculations de droite sont presque cicatrisées; celle de gauche, au contraire, s'étend; les deux boutons sont très-affaissés. Même traitement.

18. Il ne reste plus de traces des chancres du vagin; celui de l'entrée est rosé dans toute son

étendue et n'a guère que deux lignes de diamètre; celui du col est encore un peu gris au centre. Les inoculations de droite sont eicatrisées; celle de gauche est toujours grise, un peu indurée et large de six lignes. Mêmes moyens. Pansements à l'onguent mercuriel.

22. Le chancre de l'entrée est complétement cicatrisé; celui du col est partout transformé en ulcération simple; par l'orifice du col, quelques gouttes de catarrhe utérin transparent. Le chancre d'inoculation s'est encore étendu et induré; il fournit une sécrétion sanieuse et abondante; sa surface est fongueuse, élevée; il est très-douloureux.. Cautérisation du col avec la solution de nitrate d'argent; pansement au laudanum du chancre d'inoculation.

25. Chancre d'inoculation moins douloureux; il s'est formé à l'anus une petite fissure à aspect chancreux. Crayon sur la fissure et sur le chancre; même pansement.

29. Toujours un peu d'ulcération rose au col; la fissure de l'anus est encore grise; la surface du chancre d'inoculation est un peu moins élevée, moins fongueuse, mais elle s'est encore étendue, et présente un pouce dans son plus grand diamètre, et huit à neuf lignes dans le plus petit; les

douleurs sont maintenant peu intenses. Mêmes moyens.

7 mai. L'ulcération du col est très-superficielle; quelques granulations rouges non ulcérées, répandues sur le col; chancre de l'anus élevé, commençant à se cicatriser vers les bords, mais encore gris au centre. La plaie d'inoculation encore moins fongueuse, surtout vers les bords; elle est encore un peu grisâtre et sécrète un pus séreux, roussâtre. On continue les mêmes moyens.

10. La fissure n'offre plus qu'une plaie simple, qui s'est encore rétrécie; elle n'a actuellement qu'une ligne de large sur trois ou quatre de long. La plaie d'inoculation n'offre plus de surface grisâtre; la suppuration en est meilleure, quoique n'offrant pas encore le caractère du pus louable; elle paraît se mettre en voie de cicatrisation vers la circonférence. Toujours un peu d'ulcération granulée à la commissure gauche du col. Point d'écoulement. La malade exige sa sortie.

La malade a toujours pris sans interruption les deux pilules de proto-iodure; elle n'en a éprouvé d'autres accidents que, pendant une quinzaine de jours, quelques douleurs vagues ou plutôt un peu de malaise dans l'estomac. Ses règles ont paru une fois, le 16 avril, à leur époque régulière; toutes les fonctions se sont conservées dans leur état normal; la malade a toujours mangé les trois quarts d'aliments (1).

Dans l'observation III nous avions encore pu croire, quoique bien difficilement, que les accidents que nous avions observés étaient peut-être dus à quelque négligence dans le traitement de la malade. Dans l'observation VI il fut impossible de se faire illusion. Les soins assidus qui furent prodigués à cette malade, son excellente constitution, tout nous prouvait que les accidents n'étaient dus qu'à des conditions organiques occultes qu'il est impossible jusqu'à présent de prévoir et de prévenir.

C'est alors que je fus curieux de savoir si d'autres que nous n'avaient point éprouvé des accidents semblables. J'analysai les observations de M. Ricord, et voici ce que je trouvai :

Le nombre d'inoculations positives qui se trou-

____

(1) Cette observation nous a présenté le seul cas de chancres du vagin et du col que nous ayons vu pendant toute l'année, dans un service de quatre-vingt-quatre lits. Un seul cas de chancre du col a été observé dans les deux autres services : c'est celui qui m'a été donné par mon ami d'Astros. Nous verrons ailleurs à quels résultats importants peut conduire la statistique comparée de ces chancres avec celle des chancres contractés avec une femme n'ayant à l'examen extérieur qu'une blennorrhagie. Nous verrons combien est grande l'erreur de ceux qui ne veulent voir dans la statistique médicale, dans cette belle conquête de la science moderne, qu'un trompeur et stérile calcul.

vent tant dans la section des chancres que dans celle des bubons, s'élève à cinquante-huit. Sur ces cinquante-huit cas, trente-quatre fois la durée de la plaie produite par l'inoculation est demeurée indéterminée; dans les vingt-quatre cas où elle a été notée, voici quelle a été cette durée :

SECTION DES CHANCRES.

Numéros des Observations.	Jours de durée.
1	51
4	27
5	25
6	27
9	42
10	87
11	42
12	25
13	15
17	11
20	45
21	13
22	10
25	30
35	13
37	6

SECTION DES BUBONS.

Numéros des Observations.   Jours de durée.

2 43

19 8

20 33

21 25

22 16

25 20

28 23

29 30

Minimum.............. 6

Maximum............ 87

Moyenne............ 27

Ces chiffres n'ont pas besoin de commentaires, ils parlent plus haut que tous les discours. Comment, lorsqu'on a obtenu de semblables résultats, peut-on encore croire à l'innocuité de l'inoculation ? Comment ! vous saurez qu'en inoculant un malade vous lui donnerez presque certainement un chancre qui durera vingt-sept jours; vous lui occasionnerez des cicatrices apparentes plus ou moins incommodes; vous l'exposerez à des décollements, à des gangrènes partielles de la peau, peut-être à quelque chose de pire encore, et ce sera là une pratique sans inconvénients ! Il faut en vérité être singulièrement entêté d'un système pour voir les choses de cette façon ! Et que l'on ne se méprenne pas : je n'attaque ici la moralité de personne, je ne combats que des erreurs, des erreurs funestes, il est vrai, mais enfin des erreurs auxquelles tout homme est exposé. Il n'y a pas plus d'immoralité, pas plus d'infamie à inoculer un chancre qu'à saigner un malheureux phthisique dont la vie s'écoule avec le sang ; mais dans l'un et dans l'autre cas il y a erreur, erreur funeste, erreur qu'il est du devoir de tous de combattre dès qu'elle est reconnue. Telle est la tâche que je me suis imposée.

En résumé :

1° Selon toutes les probabilités, l'inoculation des symptômes primitifs augmente les chances d'infection générale.

2° Elle produit des accidents locaux qui ont toujours des inconvénients et qui sont quelquefois très-graves.

3° Enfin, conclusion finale, l'inoculation est une pratique inutile et nuisible.

FIN.